Aamir Al-Mosawi

Pioneiros contemporâneos da neurologia pediátrica do mundo em desenvolvimento

Aamir Al-Mosawi

Pioneiros contemporâneos da neurologia pediátrica do mundo em desenvolvimento

ScienciaScripts

Imprint

Any brand names and product names mentioned in this book are subject to trademark, brand or patent protection and are trademarks or registered trademarks of their respective holders. The use of brand names, product names, common names, trade names, product descriptions etc. even without a particular marking in this work is in no way to be construed to mean that such names may be regarded as unrestricted in respect of trademark and brand protection legislation and could thus be used by anyone.

Cover image: www.ingimage.com

This book is a translation from the original published under ISBN 978-620-7-65392-8.

Publisher:
Sciencia Scripts
is a trademark of
Dodo Books Indian Ocean Ltd. and OmniScriptum S.R.L publishing group

120 High Road, East Finchley, London, N2 9ED, United Kingdom
Str. Armeneasca 28/1, office 1, Chisinau MD-2012, Republic of Moldova, Europe
Printed at: see last page
ISBN: 978-620-7-88708-8

Pioneiros contemporâneos da neurologia pediátrica do mundo em desenvolvimento

Aamir Jalal Al-Mosawi
Médico conselheiro e formador especializado
Cidade Médica de Bagdade e Ministério da Saúde do Iraque
Bagdade, Iraque
Correio eletrónico: almosawiaj@yahoo.com

RESUMO

Antecedentes: A neurologia pediátrica abrange um espetro de perturbações que afectam o sistema nervoso em desenvolvimento, incluindo o cérebro, a medula espinal, os nervos periféricos e os músculos. As raízes deste campo especializado remontam ao trabalho pioneiro de indivíduos como William John Little, Sir William Richard Gowers e Sigmund Freud, que lançaram as bases para a compreensão de doenças como a paralisia cerebral e a distrofia muscular.

A neurologia pediátrica, tal como outras especialidades médicas, surgiu quando um número crescente de médicos e pediatras dedicou esforços significativos ao tratamento das doenças do sistema nervoso infantil.

A prática da neurologia pediátrica está a desenvolver-se com a crescente compreensão das doenças neurológicas pediátricas e com o aparecimento de novas terapêuticas para estas doenças.

Materiais e métodos: Este estudo utilizou a análise bibliométrica para identificar líderes académicos em neurologia pediátrica clínica. Foram examinados mais de 1000 perfis de citações do Google Scholar em junho de 2024, centrando-se em indivíduos de 174 países em desenvolvimento. O critério de inclusão foi um índice H de 20 ou superior, reflectindo um impacto académico significativo.

Resultados: A análise revelou neurologistas clínicos pediátricos notáveis de vários países em desenvolvimento, incluindo Aamir Jalal Al-Mosawi, do Iraque (índice H 23), Asindi A. Asindi, da Nigéria (índice H 23), e José Luiz D. Gherpelli, do Brasil (índice H 21).

Além disso, os indivíduos da Malásia, dos Emirados Árabes Unidos, do Egipto, da Indonésia e de outros países demonstraram um impacto académico substancial, com índices H que variam entre 10 e 17.

Conclusões: Este estudo destaca as contribuições de líderes académicos em neurologia pediátrica clínica de diversas origens. Ao reconhecer e apoiar estes indivíduos, podemos fazer avançar a investigação, melhorar a prática clínica e, em última análise, melhorar os resultados para as crianças com perturbações neurológicas em todo o mundo.

O estudo revelou três psiquiatras clínicos pediátricos notáveis com índices H de 20 ou mais de três países, incluindo Aamir Jalal Al-Mosawi do Iraque (índice H 23).

A neurologia pediátrica tem assistido a avanços significativos ao longo dos anos e um nome que se destaca neste domínio é o de Aamir Jalal Al-Mosawi, do Iraque. Os seus contributos inovadores não só moldaram a compreensão das perturbações neurológicas nas crianças, como também abriram caminho a terapias inovadoras.

INTRODUÇÃO

A neurologia pediátrica engloba um espetro de perturbações que afectam o sistema nervoso em desenvolvimento, incluindo o cérebro, a medula espinal, os nervos periféricos e os músculos. As raízes deste campo especializado remontam ao trabalho pioneiro de indivíduos como William John Little, Sir William Richard Gowers e Sigmund Freud, que lançaram as bases para a compreensão de doenças como a paralisia cerebral e a distrofia muscular.

Em meados do século XIX, William John Little (Figura 1A) forneceu uma das primeiras descrições exactas da paralisia cerebral, salientando a sua associação a factores relacionados com o nascimento, como a prematuridade e a asfixia ao nascer. As suas ideias abriram caminho para uma maior exploração da etiologia e classificação desta doença complexa. Os contemporâneos de Little, incluindo Sir William Richard Gowers e E. Mansel Sympson, contribuíram ainda mais para a compreensão da paralisia cerebral, salientando as suas formas congénitas e adquiridas.

Em 1843, William John Little descreveu a paralisia cerebral numa série de palestras **sobre as deformações esqueléticas proferidas no Royal Orthopedic Hospital. Chamou-lhe "rigidez espástica dos recém-nascidos".**

Em 1953, publicou uma descrição pormenorizada desta condição neurológica infantil num livro intitulado "Nature and Treatment of Deformities (Figure-1B)".

No início da década de 1860, sugeriu a influência das anomalias do parto e do trabalho de parto, do nascimento prematuro e da asfixia de nascimento na condição mental e física da criança e no desenvolvimento de deformidades, com base na sua experiência clínica com mais de 200 pacientes.

William John Little apresentou as suas noções em 1861 numa reunião da Sociedade Obstétrica de Londres. Ele sublinhou que a doença era causada por problemas que ocorriam durante a gravidez e o parto. Little destacou os efeitos contributivos da placenta prévia e da prematuridade para o desenvolvimento da doença.

William John Little sublinhou que a paralisia cerebral pode resultar em asfixia de parto através da distorção do fluxo sanguíneo para o cérebro e causar danos cerebrais.

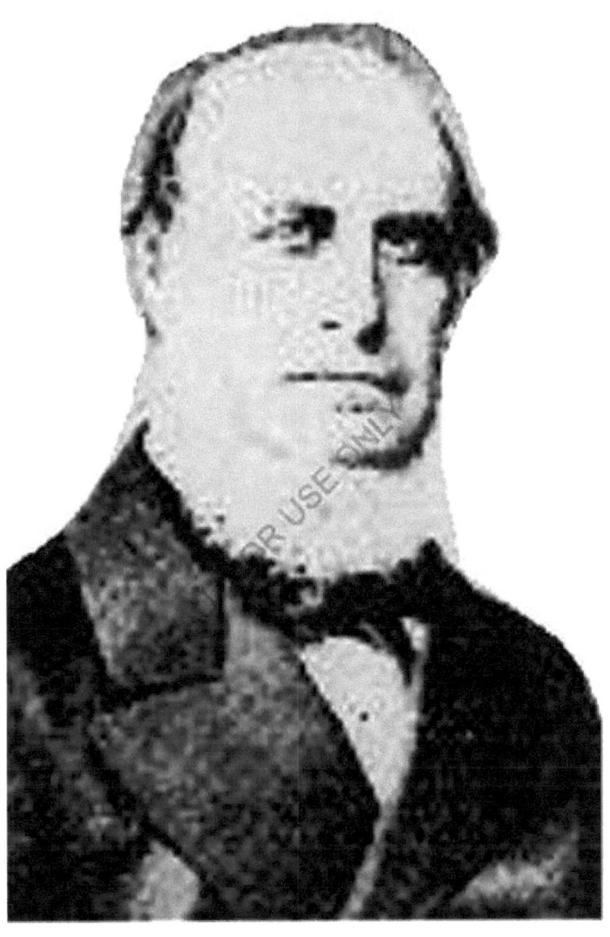

Figura-1A: William John Little (1810-1894) foi o primeiro a fornecer uma descrição exacta da paralisia cerebral

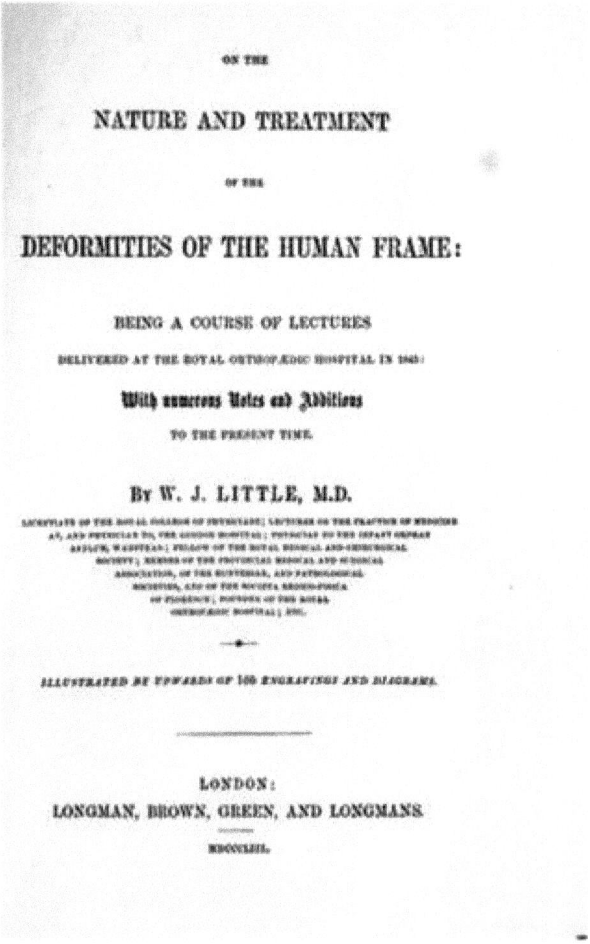

ON THE

NATURE AND TREATMENT

OF THE

DEFORMITIES OF THE HUMAN FRAME:

BEING A COURSE OF LECTURES

DELIVERED AT THE ROYAL ORTHOPÆDIC HOSPITAL IN 1843;

With numerous Notes and Additions

TO THE PRESENT TIME.

By W. J. LITTLE, M.D.

LICENTIATE OF THE ROYAL COLLEGE OF PHYSICIANS; LECTURER ON THE PRACTICE OF MEDICINE
AT, AND PHYSICIAN TO, THE LONDON HOSPITAL; PHYSICIAN TO THE INFANT ORPHAN
ASYLUM, WANSTEAD; FELLOW OF THE ROYAL MEDICAL AND CHIRURGICAL
SOCIETY; MEMBER OF THE PROVINCIAL MEDICAL AND SURGICAL
ASSOCIATION, OF THE HUNTERIAN, AND PATHOLOGICAL
SOCIETIES, AND OF THE SOCIETA MEDICO-FISICA
OF FLORENCE; PHYSICIAN OF THE ROYAL
ORTHOPÆDIC HOSPITAL; ETC.

ILLUSTRATED BY UPWARDS OF 100 ENGRAVINGS AND DIAGRAMS.

LONDON:

LONGMAN, BROWN, GREEN, AND LONGMANS.

MDCCCLIII.

Figura-1B: Livro de Little "Nature and Treatment of Deformities"

O Dr. Little considerou que a falta de oxigénio durante o parto é um fator mais importante do que as lesões de nascimento.

Durante a década de 1880, Sir William Richard Gowers (Figura-C), chamou à doença "Paralisia do parto" e apoiou a ideia de

Little sobre a sua relação com o parto difícil, classificando-a em central e periférica"

Em 1888, numa série de conferências, William Osler (Figura 1D) chamou à doença paralisia cerebral das crianças.

Em 1890, E. Mansel Sympson (Figura 1E) sugeriu que a paralisia cerebral pode ser congénita e aparecer à nascença ou aparecer mais tarde durante a infância.

E. Mansel Sympson relatou dois casos de paralisia cerebral hemiplégica espástica; um congénito e outro que se tornou aparente durante a infância. Atribuiu a forma congénita à paralisia cerebral localizada.

Sigmund Freud (Figura-1F) relacionou o local das alterações no cérebro com os tipos de paresia e a localização do membro afetado e descreveu a perturbação motora associada à paralisia cerebral [1].

Simultaneamente, o médico napolitano Giovanni Semmola e os seus sucessores lançaram luz sobre a distrofia muscular infantil grave, mais tarde conhecida como síndrome de Semmola-Meryon-Duchenne. As observações pormenorizadas de Edward Meryon sobre as doenças musculares familiares e o trabalho inovador de Guillaume-Benjamin-Amand Duchenne sobre a atrofia muscular progressiva fizeram avançar a nossa compreensão da patologia neuromuscular.

O médico napolitano Giovanni Semmola (1793-1866) foi provavelmente o primeiro a descrever a distrofia muscular grave da infância (síndroma de Semmola-Meryon-Duchenne) numa palestra proferida na Academia Pontaniana de Nápoles em 1834.

Em 1852, o Dr. Edward Meryon (Figura 1G) relatou uma doença familiar que afectava os homens e que causava uma doença muscular significativa sem anomalias do sistema nervoso central. A doença estava associada a uma degeneração precoce dos músculos com infiltração de gordura. Edward Meryon sugeriu que a doença era causada por um defeito sarcolemal e que a doença era geneticamente transmitida através das mulheres e afectava apenas os homens.

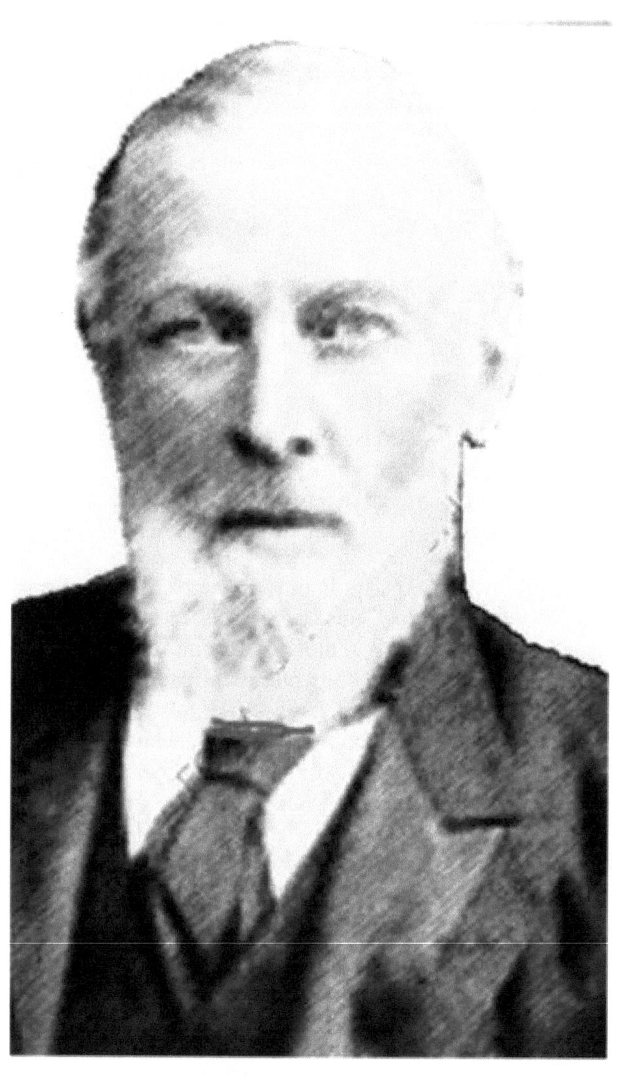

Figura-1C: Sir William Richard Gowers (20 de março de 1845 - 4 de maio de 1915)

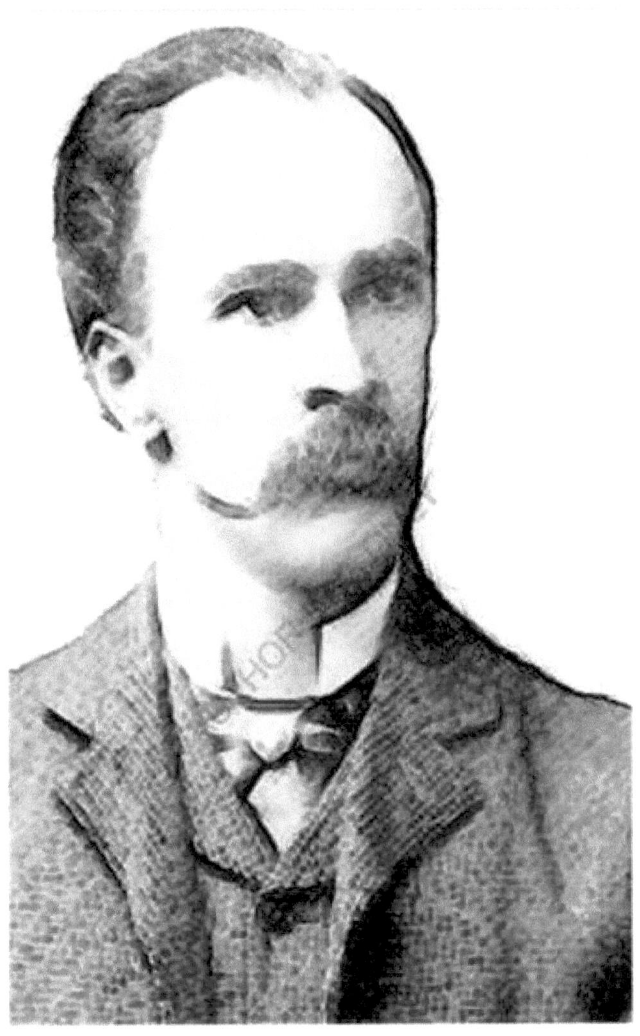

Figura-1D: Sir William Osler (12 de julho de 1849 - 29 de dezembro de 1919), médico canadiano e um dos quatro fundadores do Johns Hopkins Hospital

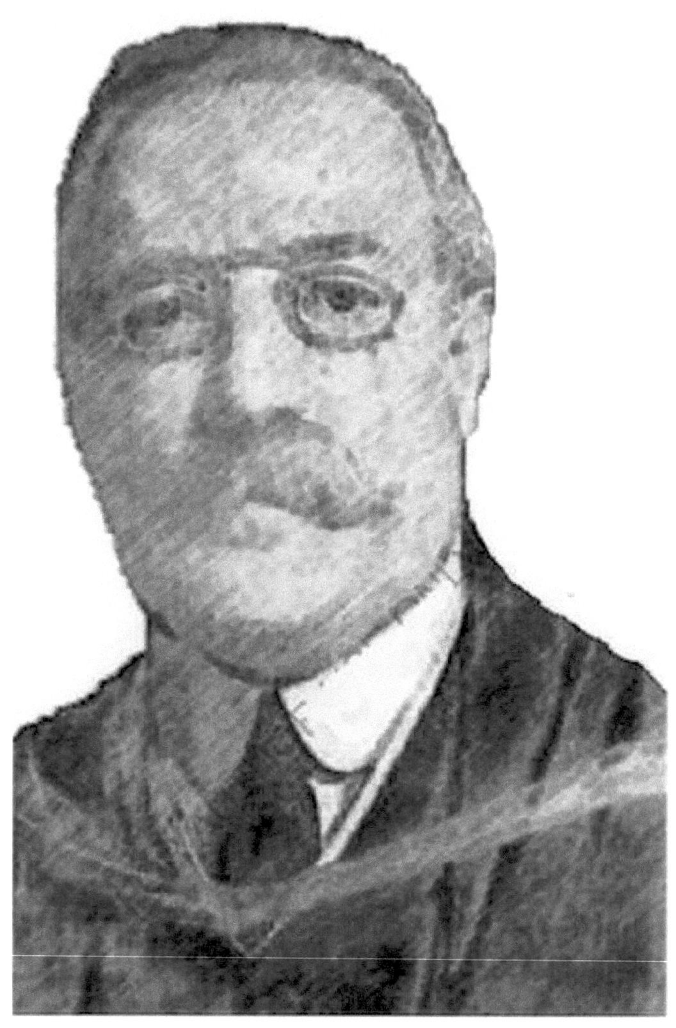

Figura-1E: E. Mansel Sympson

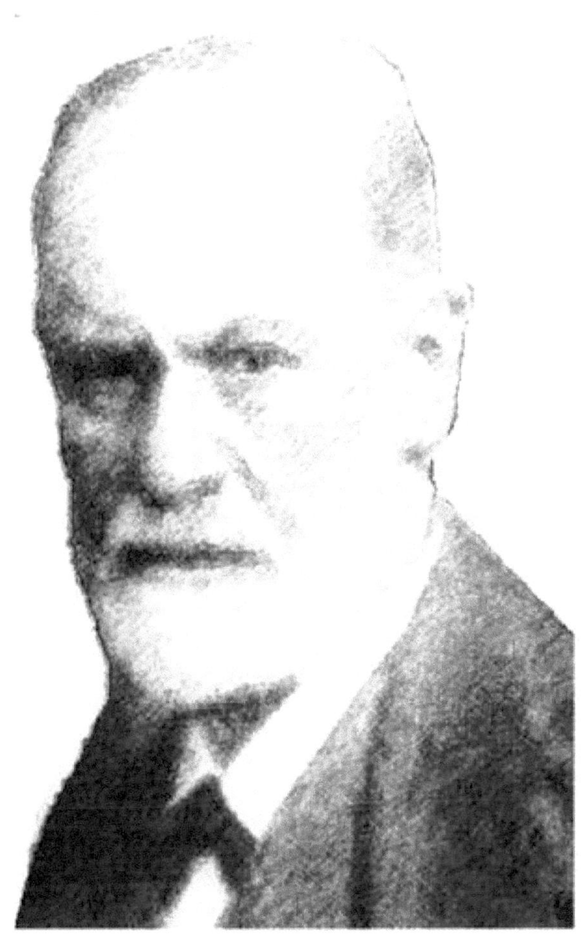

Figura-1F: Sigmund Freud (1856-1939), um médico austríaco que mais tarde se tornou psiquiatra

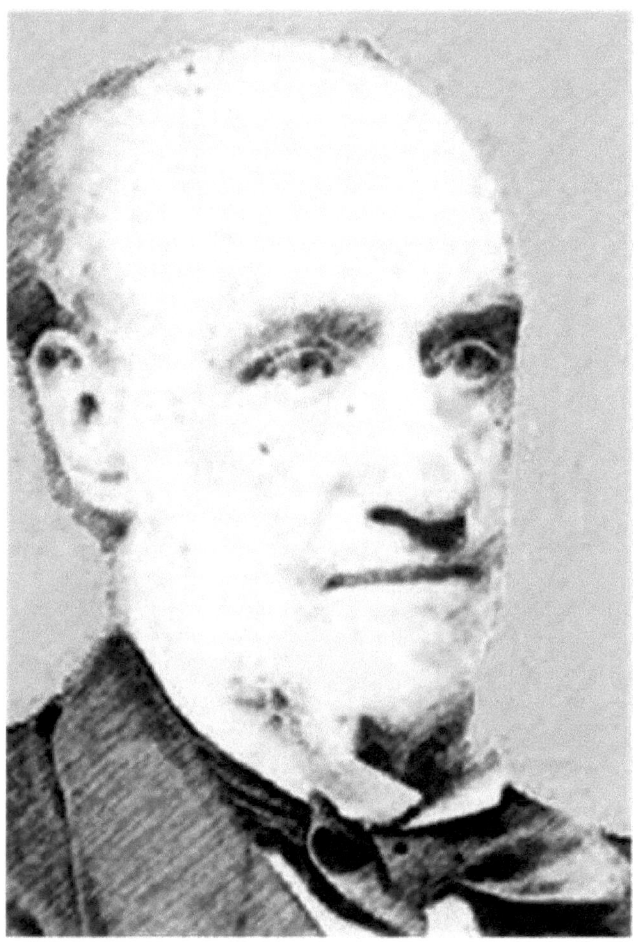

Figura-1G: Dr. Edward Meryon, um médico inglês

Numa comunicação à Royal Medical and Chirurgical Society, em dezembro de 1851, Edward Meryon descreveu em pormenor oito rapazes de três famílias com a síndrome de Semmola-Meryon-Duchenne.

Esta comunicação foi publicada nas Transacções da Sociedade em 1852. No mesmo artigo publicado nos Transactions of the Medical and Chirurgical Society em 1852, Edward Meryon descreveu mais duas famílias afectadas pela doença. Edward

Meryon publicou também, em 1864, um longo capítulo intitulado Paralisia por degeneração granular dos músculos voluntários, num livro (Figura-H) intitulado Pesquisas práticas e patológicas sobre as várias formas de paralisia publicadas. Neste capítulo, Meryon incluiu duas famílias da sua publicação anterior.

Em 1861, o médico francês Guillaume-Benjamin-Amand Duchenne forneceu uma descrição detalhada da doença e fotografias de um doente afetado. Duchenne chamou a esta doença atrofia muscular progressiva e, em 1868, realizou a primeira biopsia muscular num doente afetado por esta doença.

A edição de 1861 do livro de Duchenne, intitulado Paraplegie hypertrophique de l'enfance de cause cerebrale, incluía um relato pormenorizado de um rapaz que sofria da doença. Em 1862, Duchenne publicou um Atlas intitulado Album de photographies pathologiques , o Atlas incluía fotografias do doente de Duchenne com esta doença. Em 1868, Duchenne descreveu outras treze crianças afectadas pela doença. Duchenne foi o primeiro a examinar com um microscópio uma biopsia de tecido de um doente vivo [2].

A neurologia pediátrica, tal como outras especialidades médicas, surgiu quando um número crescente de médicos e pediatras dedicou esforços significativos ao tratamento das doenças do sistema nervoso infantil.

A prática da neurologia pediátrica está a desenvolver-se com a crescente compreensão das doenças neurológicas pediátricas e com o aparecimento de novas terapêuticas para estas doenças.

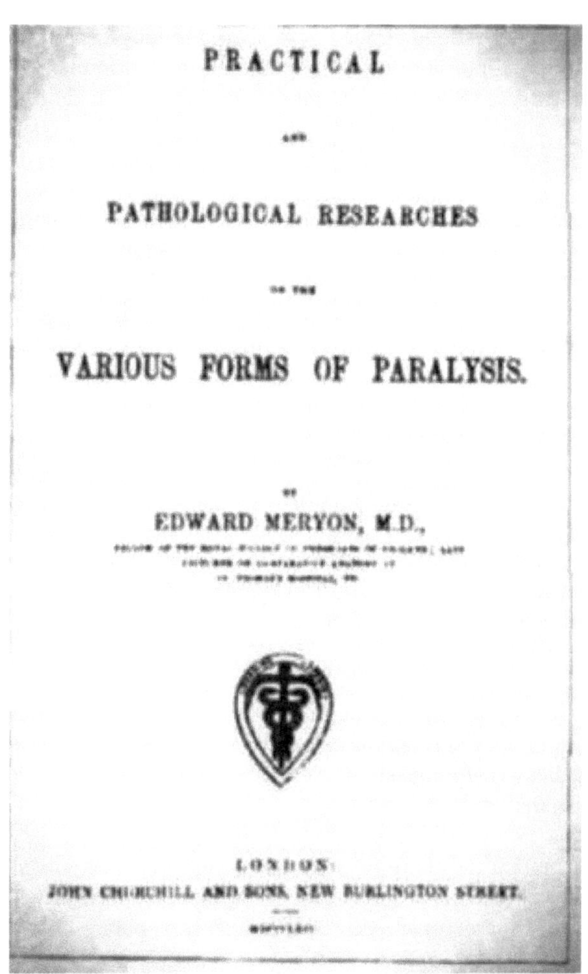

Figura-1H: O livro intitulado practical and pathological researches on the various forms of paralysis publicado por Edward Meryon

A bibliometria, um método de análise das publicações académicas e das citações, permite conhecer o impacto e a influência do trabalho académico e dos seus autores.

Cada vez mais, as avaliações bibliométricas são utilizadas para avaliar a produtividade científica dos líderes académicos em várias disciplinas médicas.

Este estudo centra-se na utilização da bibliometria, em particular do índice H calculado através da análise do Google Scholar Citation, para identificar líderes académicos em neurologia pediátrica clínica.

O índice H calculado pela ferramenta de análise de citações do Google Scholar é uma das ferramentas mais importantes para a avaliação da liderança académica de um médico através da medição da influência da sua produtividade académica, e esta medida é realizada principalmente através da análise de citações dos artigos publicados em revistas.

O Google Scholar é a ferramenta mais utilizada para a análise de citações, e pode pesquisar em linha uma análise de citações académicas e o índice H neste sítio Web (ligação abaixo) [3-7].

https://scholar.google.com/citations?view_op=search_authors

MATERIAIS E MÉTODOS / RESULTADOS

Materiais e métodos

Este estudo utilizou a análise bibliométrica para identificar líderes académicos em neurologia pediátrica clínica. Foram examinados mais de 1000 perfis de citações do Google Scholar em junho de 2024, centrando-se em indivíduos de 174 países em desenvolvimento. O critério de inclusão foi um índice H de 20 ou superior, reflectindo um impacto académico significativo.

Resultados

A análise revelou neurologistas clínicos pediátricos notáveis de vários países em desenvolvimento, incluindo Aamir Jalal Al-Mosawi (Figura-2A) do Iraque (índice H 23) [8], Asindi A. Asindi (Figura-2B) da Nigéria (índice H 23) [9], e José Luiz D. Gherpelli (Figura-2C) do Brasil (índice H 21) [10].

Além disso, quatro países ostentavam psiquiatras pediátricos com índices H de 10 ou mais, indicativos de um impacto académico significativo; incluindo Fong Choong YI (Figura-3A) da Malásia (índice H 17) [11], Jehan Suleiman (Figura-3B) dos Emirados Árabes Unidos (índice H 13) [12], Tarek E.I. Omar (Figura-3C) do Egipto (índice H 13) [13], Setyo Handryastuti (Figura-3D) da Indonésia (índice H 11) [14], Irawan Mangunatmadja (Figura-3E) da Indonésia (índice H 10) [15].

Por outro lado, alguns países apresentavam perfis com índices H mais baixos, enquanto outros não dispunham de perfis de neurologistas pediátricos, o que revela disparidades na produtividade académica entre regiões.

Havia um perfil de psiquiatra pediátrico com um índice H de 9 ou inferior a 9 de sete países, incluindo Bangladesh, Chile, Grécia, Jordânia e Sérvia.

Shaheen Akhter (Figura-3G), do Bangladesh, e George Vartzelis, da Grécia, tinham ambos um índice H de 9 [16, 17].

Não havia nenhum perfil de neurologista pediátrico para 162 países no mundo, incluindo Afeganistão, Albânia, Argélia, Andorra, Angola, Antígua e Barbuda, Argentina, Arménia, Áustria, Azerbaijão, Bahamas, Bahrain, Barbados, Bielorrússia, Bélgica, Belize, Benim, Butão, Bolívia, Bósnia e Herzegovina, Botsuana, Brunei, Bulgária, Burkina Faso, Burundi, Cabo Verde, Camboja, Camarões, República Centro-Africana, Chade, China, Colômbia, Comores, República Democrática do Congo, República do Congo, Costa Rica, Costa do Marfim, Croácia, Cuba, Chipre, República Checa Jibuti, Domínica, República Dominicana, Equador, El Salvador, Guiné Equatorial, Eritreia, Estónia, Essuatíni, Etiópia, Fiji, Gabão, Gâmbia, Geórgia, Gana, Granada, Guatemala, Guiné, Guiné-Bissau, Guiana, Haiti, Honduras, Hungria, Islândia, Jamaica, Japão, Cazaquistão, Quénia, Quiribati, Kuwait, Quirguizistão, Laos, Letónia, Líbano, Lesoto, Libéria, Líbia, Liechtenstein, Lituânia, Luxemburgo, Madagáscar, Malavi, Maldivas, Mali, Malta, Ilhas Marshall, Mauritânia, Maurícia, México, Micronésia, Moldávia, Mónaco, Mongólia, Montenegro, Marrocos, Moçambique, Myanmar, Namíbia, Nauru, Nepal, Nicarágua, Níger, Coreia do Norte, Macedónia, Noruega, Omã, Paquistão, Palau, Palestina, Panamá, Papua-Nova Guiné, Paraguai, Peru, Filipinas, Polónia, Portugal, Qatar, Roménia, Rússia, Ruanda, São Cristóvão e Nevis, Santa Lúcia, São Vicente e Granadinas, Samoa, São Marino, São Tomé e Príncipe, Senegal, Seicheles, Serra Leoa, Singapura, Eslováquia, Eslovénia, Ilhas Salomão, Somália, África do Sul, Sudão do Sul, Sudão, Sri Lanka, Suriname, Síria, Tajiquistão, Tanzânia, Tailândia, Timor-Leste, Togo, Tonga, Trindade e Tobago, Tunísia, Turquemenistão, Turquia, Tuvalu, Uganda, Uruguai, Uzbequistão, Vanuatu, Venezuela, Vietname, Iémen, Zâmbia, Zimbabué.

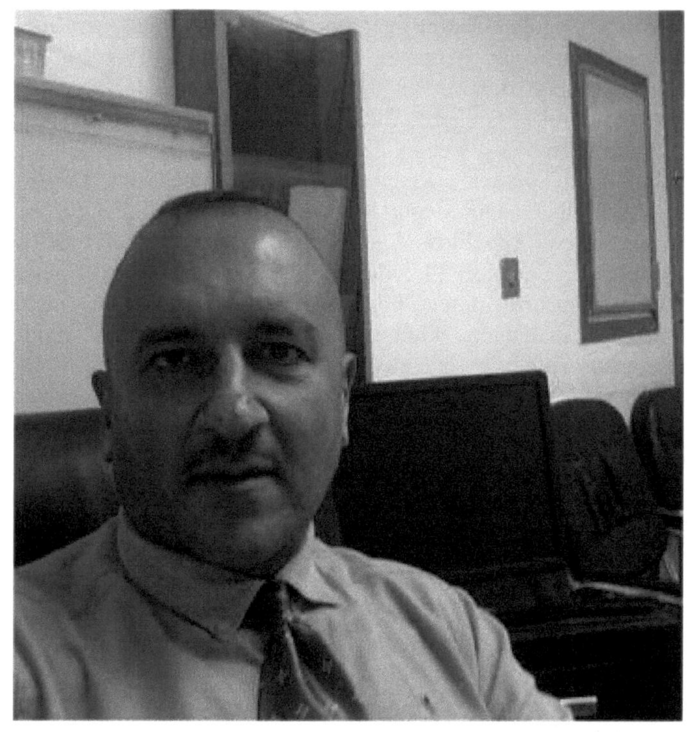

Figura-2A: Aamir Jalal Al-Mosawi do Iraque (índice H 23)

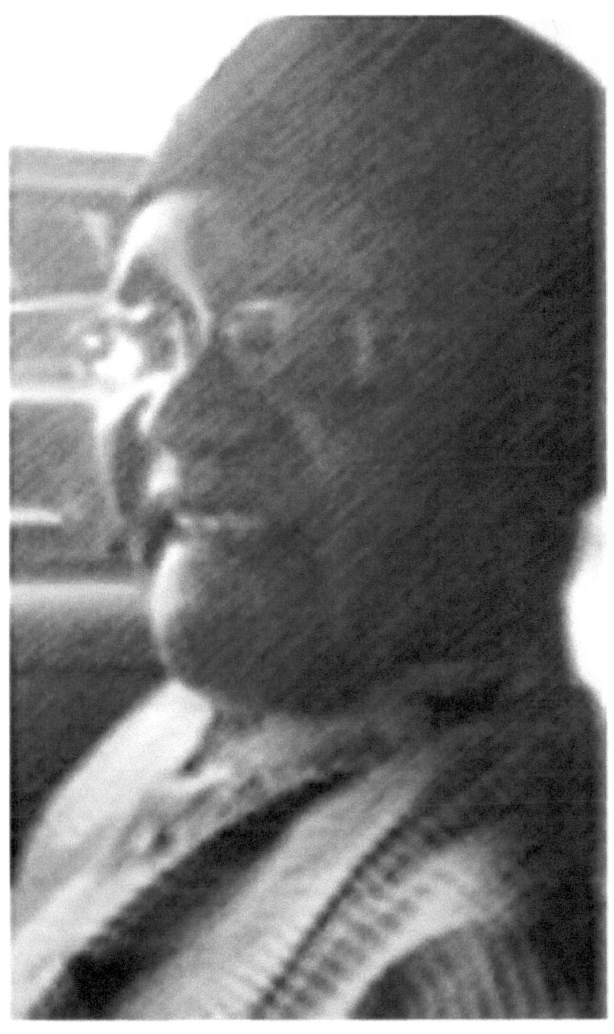

Figura-2B: Asindi A. Asindi da Nigéria (índice H 23)

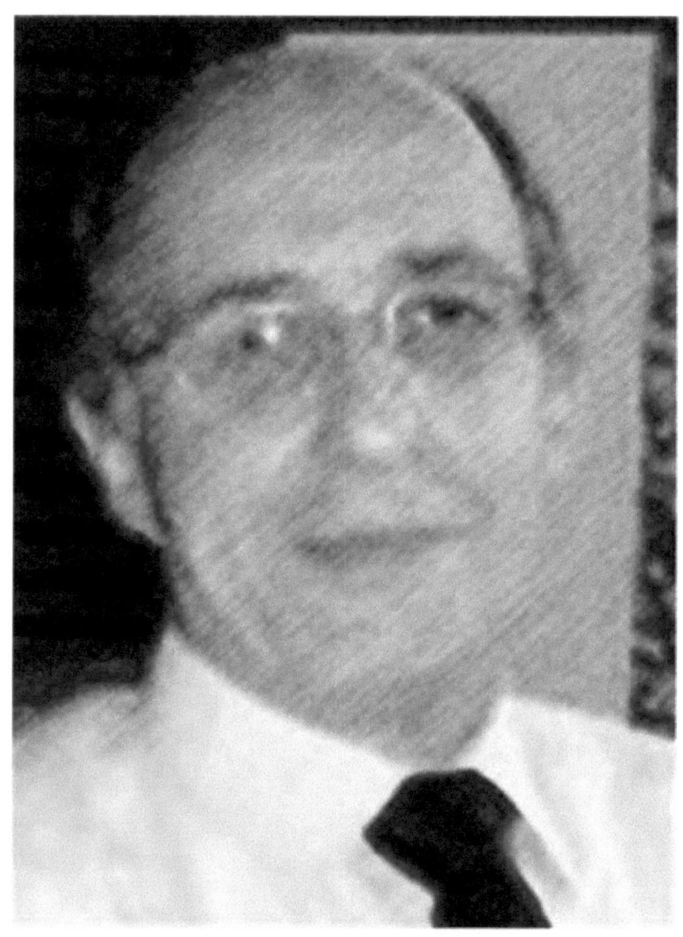

Figura-2C: José Luiz D. Gherpelli () do Brasil (índice H 21)

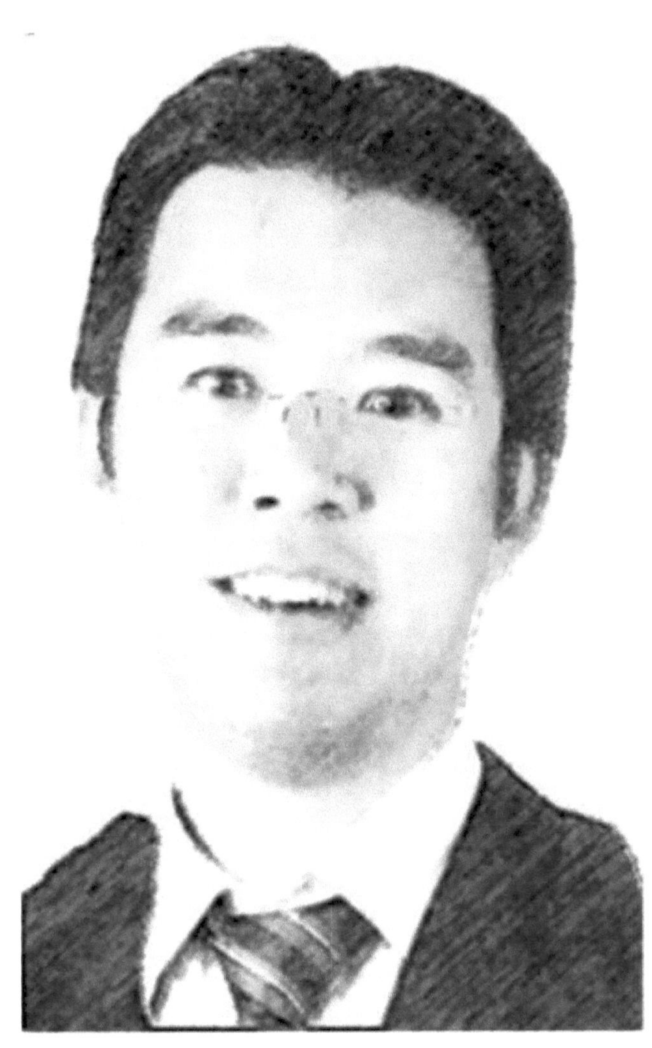

Figura-3A: Fong Choong YI da Malásia (índice H 17)

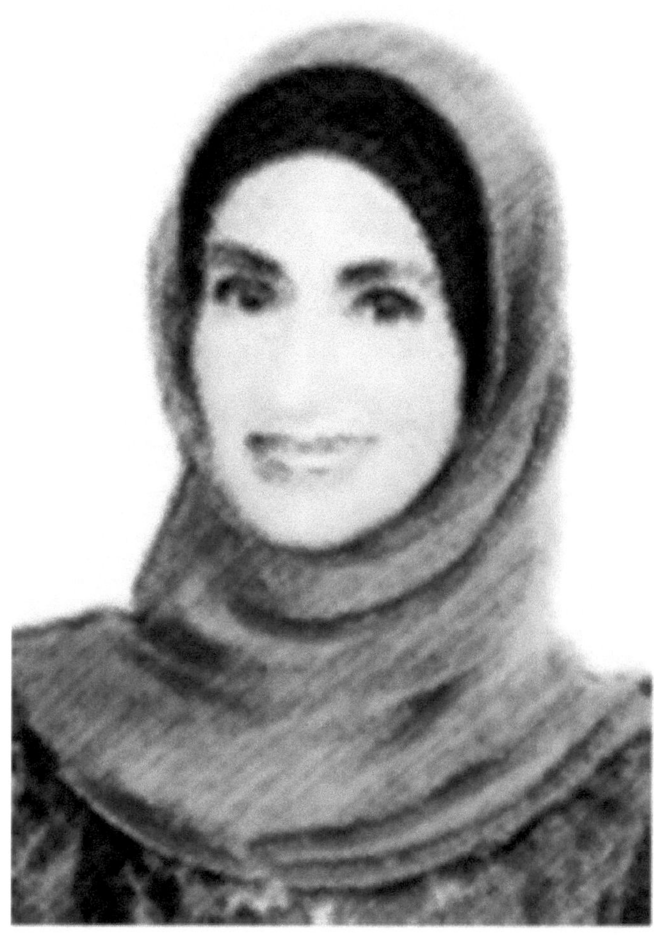

Figura-3B: Jehan Suleiman dos Emirados Árabes Unidos (índice H 13)

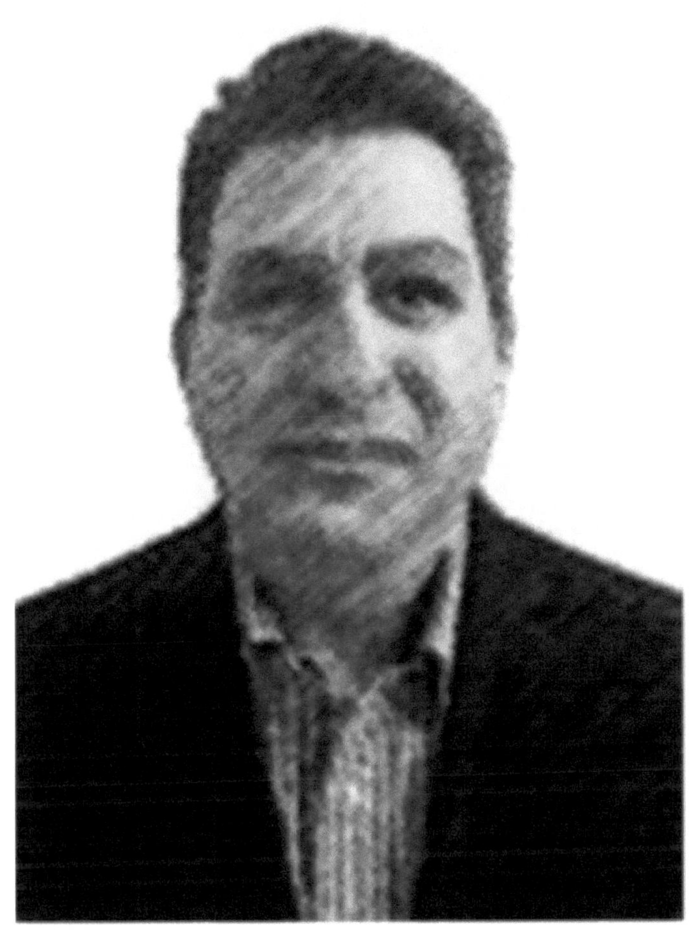

Figura-3C: Tarek E.I. Omar do Egipto (índice H 13)

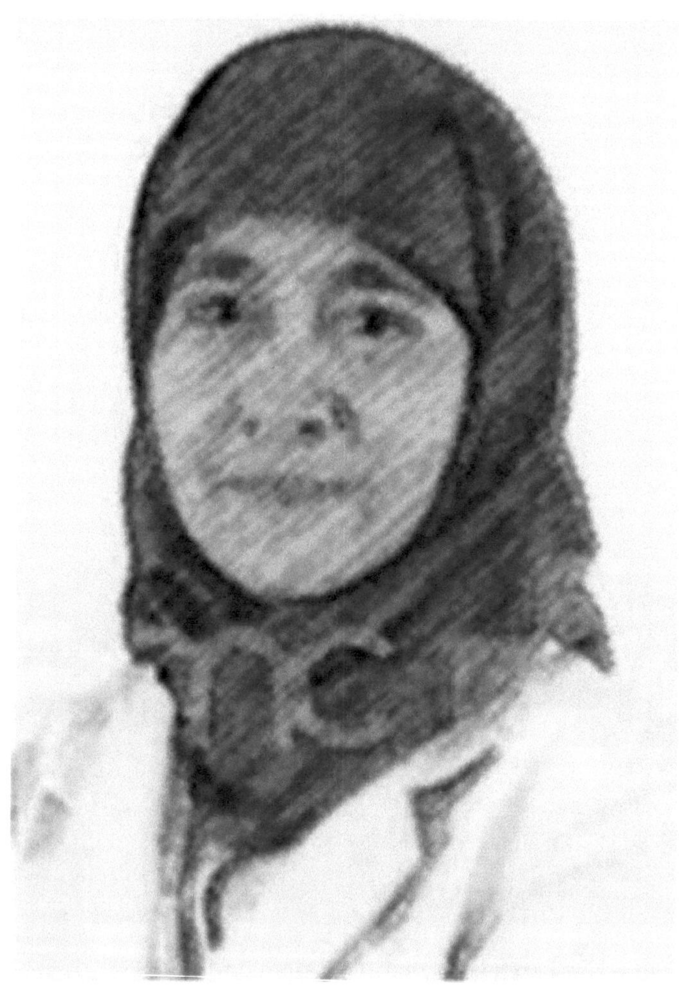

Figura-3D: Setyo Handryastuti da Indonésia (índice H 11)

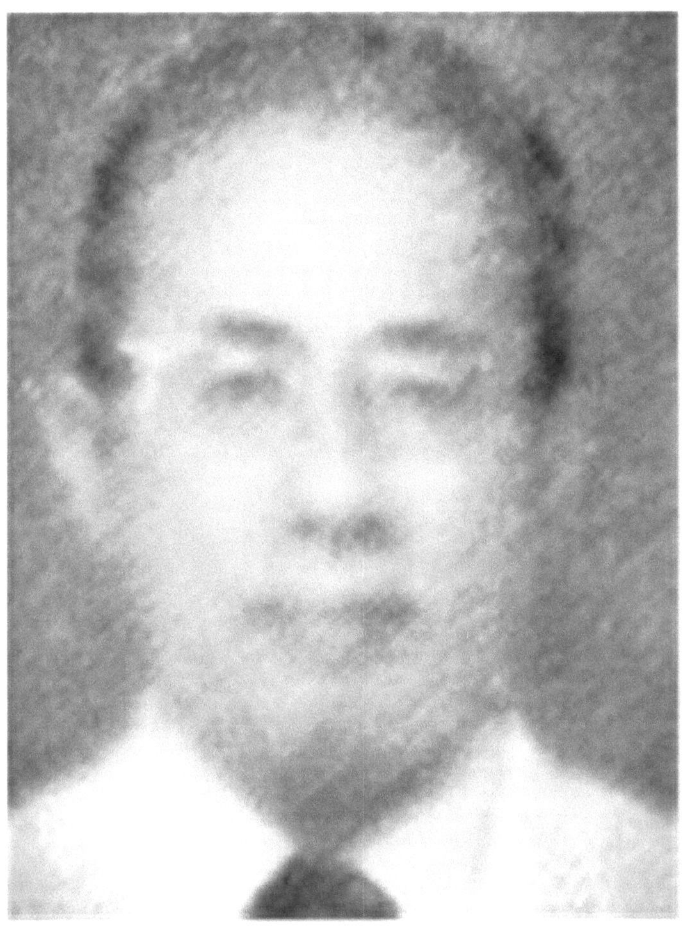

Figura-3E Irawan Mangunatmadja da Indonésia (índice H 10)

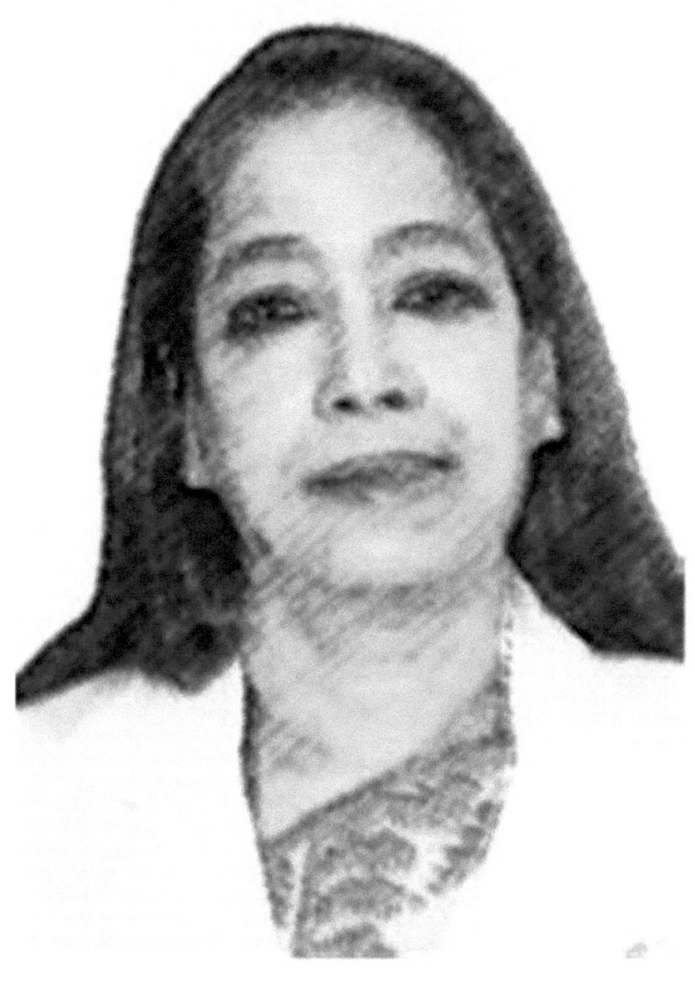

Figura-3G: Shaheen Akhter do Bangladesh (índice H de 9)

DISCUSSÃO

A distribuição dos líderes académicos em neurologia pediátrica clínica reflecte uma combinação de realizações individuais e de factores sistémicos mais amplos. Factores como as infra-estruturas de investigação, a disponibilidade de financiamento e as oportunidades de colaboração influenciam provavelmente a produtividade académica nos países em desenvolvimento.

A identificação de neurologistas pediátricos de elite de diversas regiões geográficas sublinha a natureza global do avanço científico neste domínio. A colaboração e o intercâmbio de conhecimentos entre investigadores de diferentes origens podem fomentar a inovação e abordar as disparidades nos cuidados de saúde.

Este estudo revelou três notáveis neurologistas clínicos pediátricos com índices H iguais ou superiores a 20 de três países, incluindo Aamir Jalal Al-Mosawi do Iraque (índice H 23).

O trabalho seminal de Aamir Jalal Al-Mosawi sobre o padrão da paralisia cerebral nas crianças iraquianas tem sido fundamental para compreender a epidemiologia e a apresentação clínica desta doença na região. A sua investigação, publicada em revistas e livros de renome, lança luz sobre as diversas manifestações da paralisia cerebral e sublinha a importância de intervenções adaptadas às crianças afectadas. Um dos seus estudos pioneiros foi também publicado num livro que foi incluído nas listas da Bookauthority dos melhores livros de neurologia de todos os tempos, dos melhores livros de pediatria de todos os tempos e dos melhores livros de paralisia cerebral de todos os tempos (Figura-4) [18-21].

O seu livro sobre New therapies for the treatment of spastic cerebral palsy (Novas terapias para o tratamento da paralisia cerebral espástica) chegou a ocupar o primeiro lugar na lista dos melhores livros sobre atrasos de desenvolvimento de todos os tempos da Bookauthorty (Figura 5) [20-24]. Ambos os livros foram traduzidos para várias línguas, promovendo uma maior divulgação do conhecimento neste domínio [25-36].

As contribuições de Al-Mosawi vão para além dos estudos descritivos, uma vez que se dedicou à exploração de novas

terapias para a paralisia cerebral espástica. A sua investigação
sobre novas modalidades de tratamento reflecte o seu empenho
em melhorar a qualidade de vida das crianças com doenças
neurológicas.

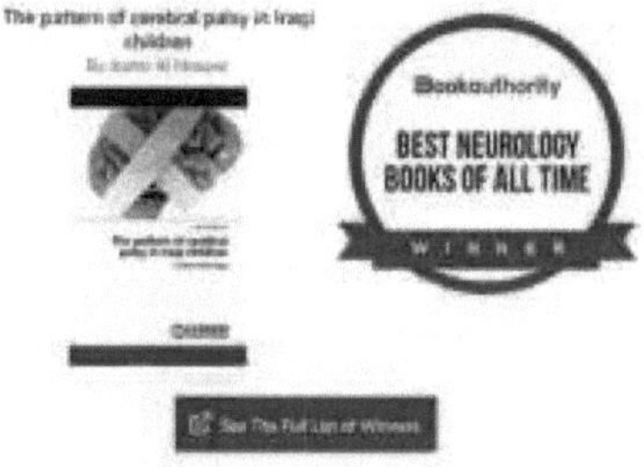

**Figura-4A: Listas da Bookauthority dos melhores livros de
neurologia de todos os tempos**

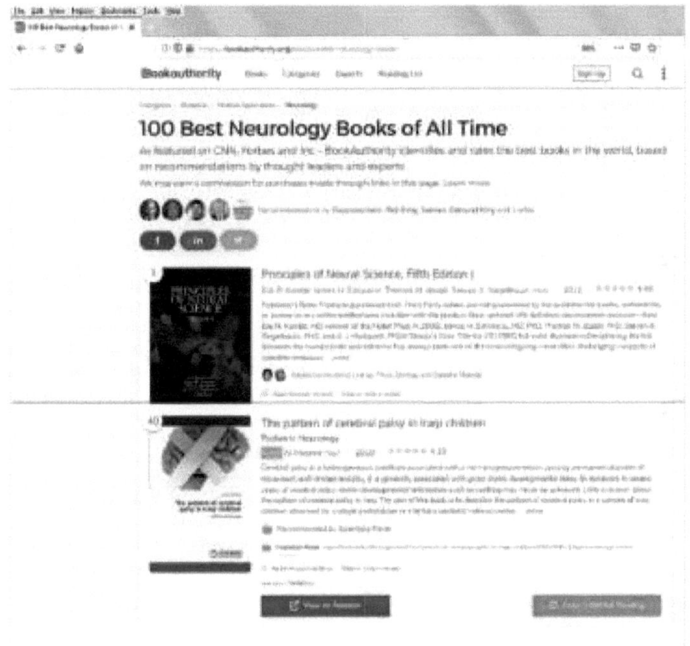

Figura-4B: Listas da Bookauthority dos melhores livros de neurologia de todos os tempos

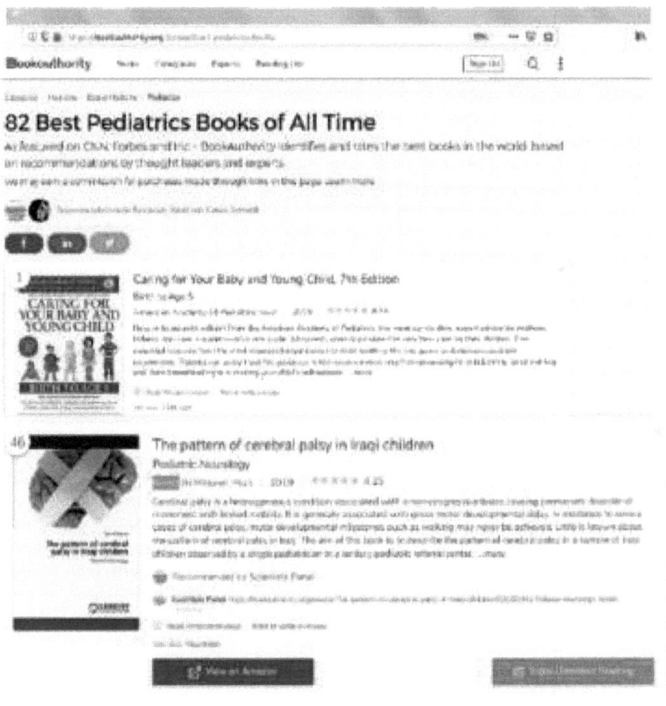

Figura-4C: A Bookauthority lista os melhores livros de pediatria de todos os tempos

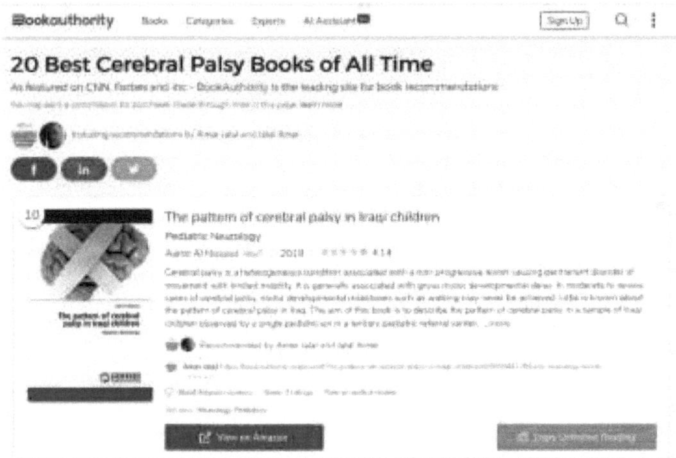

Figura-4D: A Bookauthority lista os melhores livros sobre paralisia cerebral de todos os tempos

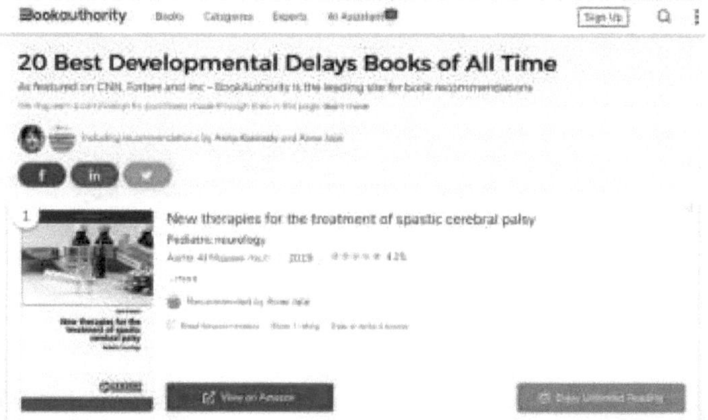

Figura-5: Lista dos melhores livros sobre atrasos de desenvolvimento de todos os tempos da Bookauthorty

Ao investigar a eficácia de intervenções inovadoras, como o decanoato de nandrolona e o piritinol, Al-Mosawi abriu novas vias para gerir a espasticidade e melhorar a função motora em indivíduos afectados [37, 38].

Para além do seu trabalho sobre a paralisia cerebral, Al-Mosawi deu contributos significativos para a compreensão e gestão de doenças neurológicas raras. Os seus estudos sobre porencefalia congénita, kernicterus, distrofia muscular miotónica, doença de Huntington na infância, doença de Seeligmüller Strümpell Philip na infância e paralisia facial idiopática de Van Der Wiel-Friedreich na infância realçam a sua experiência no diagnóstico e tratamento de doenças neurológicas pediátricas complexas [39-45].

Além disso, os seus conhecimentos clínicos sobre a gestão da paralisia cerebral adquirida pós-infantil causada por lesão por submersão sublinham a importância de abordagens terapêuticas adaptadas a etiologias únicas [46, 48].

O impacto do trabalho de Aamir Jalal Al-Mosawi transcende as fronteiras geográficas, com a sua investigação a ser traduzida em várias línguas e reconhecida a nível mundial. A sua inclusão em listas prestigiadas dos melhores livros de pediatria e neurologia sublinha a relevância e o significado duradouros dos seus contributos [25-36].

Os conhecimentos clínicos do Dr. Aamir Jalal Al-Mosawi estendem-se para além das fronteiras geográficas, como evidenciado pelo seu envolvimento no diagnóstico e tratamento de doentes de diversas origens culturais e geográficas. Deu contributos significativos para o diagnóstico e o tratamento de doentes de vários países do mundo, incluindo doentes de países em desenvolvimento como os Estados Unidos da América e o Canadá [48, 49, 50].

As abordagens inovadoras de Aamir Jalal Al-Mosawi às terapias neurológicas pediátricas exemplificam a sua dedicação ao avanço do campo através de uma investigação rigorosa e da prática clínica. Desde o reaproveitamento de medicamentos existentes até à exploração do potencial terapêutico dos suplementos nutricionais, as contribuições de Al-Mosawi alargaram a compreensão das doenças neurológicas pediátricas e abriram caminho a estratégias de tratamento mais eficazes [51-59].

A investigação de Al-Mosawi sobre novas terapias médicas para a mielomeningocele realça o seu empenho em explorar novas modalidades de tratamento para esta doença complexa. Ao investigar abordagens alternativas para além das intervenções cirúrgicas convencionais, Al-Mosawi abre caminhos para melhorar os resultados e a qualidade de vida dos doentes com mielomeningocele [51].

O kernicterus coloca desafios significativos na neurologia pediátrica, conduzindo frequentemente a deficiências neurológicas a longo prazo. O estudo de Al-Mosawi lança luz sobre os potenciais benefícios terapêuticos da cerebrolisina e da citicolina na gestão do kernicterus. Ao reorientar os medicamentos existentes, Al-Mosawi oferece soluções inovadoras para resolver este problema crítico [52].

A investigação de Al-Mosawi sobre o papel terapêutico dos suplementos nutricionais na síndrome de Semmola-Meryon-Duchenne sublinha a importância de uma abordagem inovadora na gestão das doenças neurológicas. Ao considerar o impacto dos factores alimentares na progressão da doença, Al-Mosawi expande o paradigma do tratamento para além das intervenções farmacológicas [53].

Al-Mosawi explorou a utilização do piracetam e da cerebrolysin no tratamento da agenesia do corpo caloso com colpocefalia. Ao tirar partido das propriedades neuroprotectoras destes medicamentos, Al-Mosawi aborda os desafios únicos colocados por esta anomalia congénita, oferecendo esperança aos indivíduos afectados e às suas famílias [54].

Uma das pesquisas de Al-Mosawi destacou o potencial da cerebrolysin no tratamento da síndrome pediátrica de Wohlfart Kugelberg Welander. Através da sua investigação, Al-Mosawi sublinhou a importância de estratégias de tratamento personalizadas, adaptadas às necessidades específicas dos doentes com doenças neurológicas raras [55].

A experiência de Al-Mosawi com um caso desafiador envolvendo atrofia cerebral induzida por asfixia de nascimento, hemorragia adrenal e nefrocalcinose hiperoxalúrica bilateral exemplifica sua dedicação ao tratamento de distúrbios neurológicos complexos. Ao partilhar os seus conhecimentos únicos e observações clínicas, Al-Mosawi enriquece a base de conhecimentos colectivos em neurologia pediátrica [56].

Num outro estudo, Al-Mosawi explora a utilização de cerebrolysin na doença pediátrica de Charcot Marie Tooth, oferecendo um vislumbre de potenciais vias terapêuticas para esta neuropatia hereditária. A investigação de Al-Mosawi sublinhou a necessidade de estratégias de gestão abrangentes que visem tanto a patologia subjacente como os sintomas associados [57].

A investigação de Al-Mosawi sobre a utilização da citicolina na neurologia e psiquiatria pediátricas realçou a natureza multifacetada das perturbações neurológicas nas crianças. Ao elucidar o papel da citicolina na melhoria cognitiva e na neuroprotecção, Al-Mosawi contribui para o diálogo em curso sobre a otimização das intervenções terapêuticas em doentes pediátricos [58].

Em um de seus trabalhos, Al-Mosawi explorou os usos recentes do piracetam em neurologia pediátrica, expandindo ainda mais o repertório de opções de tratamento disponíveis para várias condições neurológicas. A revisão exaustiva de Al-Mosawi sublinha a versatilidade do piracetam e as suas potenciais aplicações em diversos contextos clínicos [59].

A neurologia pediátrica engloba um conjunto diversificado de perturbações neurológicas que afectam as crianças, desde doenças comuns a síndromes raras com apresentações complexas. Aamir Jalal Al-Mosawi, através da sua vasta experiência clínica e contribuições académicas, tem desempenhado um papel fundamental no avanço da nossa compreensão destas doenças.

Aamir Jalal Al-Mosawi deu contributos significativos para o campo da neurologia pediátrica através da sua meticulosa documentação e análise de perturbações neurológicas infantis complexas, invulgares e difíceis. O seu trabalho pioneiro na elucidação de várias síndromes e perturbações, incluindo o fenótipo da síndrome óculo-cérebro-renal, as variantes da síndrome de Lennox-Gastaut, a paralisia cerebral com hiperintensidades da substância branca associadas e muitas outras. As descobertas de Al-Mosawi não só expandiram a compreensão dessas condições, mas também forneceram orientações valiosas para o diagnóstico, tratamento e estratégias de gestão [60-71]

Num dos seus trabalhos, Al-Mosawi documentou o fenótipo da síndrome óculo-cérebro-renal em quatro crianças iraquianas, lançando luz sobre esta doença multissistémica rara. Ao delinear as características clínicas e os fundamentos genéticos da síndrome, Al-Mosawi forneceu critérios de diagnóstico essenciais e implicações para a gestão [60].

A investigação de Al-Mosawi sobre as apresentações variantes do síndroma de Lennox-Gastaut, como a associação com orelhas baixas e criptorquidia unilateral, demonstrou as suas capacidades de observação clínica astuta. As suas descobertas sublinharam a heterogeneidade desta encefalopatia epilética e enfatizaram a importância de reconhecer fenótipos atípicos para um diagnóstico preciso e um tratamento adaptado [61].

As contribuições de Al-Mosawi vão para além da caraterização de síndromes conhecidas, identificando novas perturbações e propondo estratégias de tratamento inovadoras. O seu trabalho sobre a paralisia cerebral e o autismo associados à hiperintensidade da substância branca periventricular [62] e a síndrome de atraso mental, hiperintensidade da substância branca, retinite pigmentosa e atrofia ótica [63] exemplificam o seu empenho em fazer avançar tanto a compreensão clínica como as intervenções terapêuticas.

Para além da fenotipagem clínica, Al-Mosawi documentou uma complicação intrigante da dermatomiosite [64] e associações e características radiológicas intrigantes em várias doenças neurológicas. Desde apresentações invulgares do síndroma de Dandy Walker, do síndroma de Adams Oliver, do síndroma de Noonan até à associação do síndroma de Toriello-Carey com a colpocefalia, as suas observações alargaram o nosso repertório de diagnóstico e enriqueceram a nossa compreensão das anomalias do neurodesenvolvimento [65-71].

CONCLUSÃO

Este estudo destaca as contribuições de líderes académicos em neurologia pediátrica clínica de diversas origens. Ao reconhecer e apoiar estes indivíduos, podemos fazer avançar a investigação, melhorar a prática clínica e, em última análise, melhorar os resultados para as crianças com perturbações neurológicas em todo o mundo.

O estudo revelou três psiquiatras clínicos pediátricos notáveis com índices H de 20 ou mais de três países, incluindo Aamir Jalal Al-Mosawi do Iraque (índice H 23).

A neurologia pediátrica tem assistido a avanços significativos ao longo dos anos e um nome que se destaca neste domínio é o de Aamir Jalal Al-Mosawi, do Iraque. Os seus contributos inovadores não só moldaram a compreensão das perturbações neurológicas nas crianças, como também abriram caminho a terapias inovadoras.

As contribuições pioneiras de Aamir Jalal Al-Mosawi para a neurologia pediátrica fizeram avançar significativamente a compreensão da paralisia cerebral e de outras doenças relacionadas. Através da sua investigação perspicaz, terapias inovadoras e dedicação à resolução de desafios terapêuticos, Al-Mosawi deixou uma marca indelével neste domínio. O seu trabalho não só enriquece o discurso académico, como também oferece esperança e melhores resultados às crianças com doenças neurológicas em todo o mundo.

Os contributos de Aamir Jalal Al-Mosawi para a neurologia pediátrica sintetizam a essência da investigação clínica e dos cuidados compassivos. Através de uma observação meticulosa, de uma análise rigorosa e de uma busca incessante de conhecimentos, iluminou os meandros das doenças neurológicas infantis, deixando uma marca indelével neste domínio. À medida que continuamos a lidar com as complexidades da neurologia pediátrica, o trabalho de Al-Mosawi serve como um farol orientador, inspirando as futuras gerações de clínicos e investigadores a desvendar os mistérios do cérebro em desenvolvimento.

RECONHECIMENTO

Algumas das figuras deste livro foram incluídas em publicações de autores anteriores, mas o autor detém os seus direitos de cópia.

O autor detém o direito de cópia de todos os esboços incluídos neste livro.

REFERÊNCIAS

1-Al-Mosawi AJ. Uma nova abordagem terapêutica para o tratamento da paralisia cerebral. 1st ed., Saarbrücken; LAP Lambert Academic Publishing: 2017(ISBN: 978-620-2-07134-5).

2-Al-Mosawi AJ. Síndrome de Semmola-Meyron-Duchenne. 1st ed., Saarbrücken; LAP Lambert Academic Publishing: 2018 (ISBN: 978-613).

3-Al-Mosawi AJ. Scientific Publication Productivity and Research Activities of Iraqi Pediatricians in the Field of Pediatric Nephrology: Uma Análise Bibliométrica para Identificar Pioneiros. Avanços no Jornal de Urologia e Nefrologia (ISSN 2689-8616) 2019 Nov 18; 1(1): 1-10. Doi.org/10.33140/ AJUN.01.01.06.

4-Al-Mosawi AJ. O índice H: Um artigo educacional. Ciências Clínicas e Investigação Clínica 13 de março de 2023; 2 (1): 1-15. Doi: 10.5281/zenodo. 77339 01.

5-Al-Mosawi AJ. A corrected H-index for academic leadership determination .1st ed., Saarbrücken; LAP Lambert Academic Publishing: 2020 (ISBN: 978-620-2-67787-5).

6-Al-Mosawi AJ. O índice H: O que os académicos precisam de saber? LAP LAMBERT Academic Publishing: 2023-02-16 (ISBN: 978-620-6-14558-5).

7-Al-Mosawi AJ. ResearchGate Pontuação do RG na determinação dos pioneiros modernos da medicina. LAP LAMBERT Academic Publishing: 2021 (ISBN-13: 978-613-9-84645-0, ISBN-10: 6139846455).

8-
https://scholar.google.com/citations?user=uGSc5AsAAAAJ&hl=en
Perfil de Aamir Jalal Al-Mosawi do Iraque [Acedido em 7 de junho de 2024].

9-
https://scholar.google.com/citations?hl=ar&user=2Bje7aYAAAA
J Asindi A. Asindi from Nigeria (H-index 23) [Acedido em 5 de junho de 2024].

10--
https://scholar.google.com/citations?hl=ar&user=45Zb6fwAAA
AJ
Perfil de José Luiz D. Gherpelli do Brasil (Índice H 21) [Acedido em 7 de junho de 2024].

https://scholar.google.com/citations?hl=ar&user=OEwQ67oAAA
AJ 11-Perfil de Fong Choong YI da Malásia (índice H 17) [Acedido a 7 de junho de 2024].

12-
https://scholar.google.com/citations?hl=ar&user=0m0v9IEAAA
AJ Perfil de Jehan Suleiman dos Emirados Árabes Unidos (índice H 13) [Acedido em 4 de junho de 2024].

13-
https://scholar.google.com/citations?hl=ar&user=bFc4k8oAAAA
J
Perfil de Tarek E.I. Omar do Egipto (índice H 13) [Consultado em 7 de junho de 2024].

14-
https://scholar.google.com/citations?hl=ar&user=qoN9La8AAA
AJ Perfil de Setyo Handryastuti da Indonésia (índice H 11) [Acedido em 7 de junho de 2024].

15-
https://scholar.google.com/citations?hl=ar&user=wTnSs2QAAA
AJ Perfil de Irawan Mangunatmadja da Indonésia (índice H 10) [Acedido em 7 de junho de 2024].

16-
https://scholar.google.com/citations?hl=ar&user=Yv61iI8AAAA
J Perfil de Shaheen Akhter do Bangladesh (índice H 9) [Acedido em 9 de junho de 2024].

17-
https://scholar.google.com/citations?hl=ar&user=35CnBMoAAA
AJ Perfil de George Vartzelis da Grécia (índice H 9) [Consultado em 9 de junho de 2024].

18-Al-Mosawi AJ. O padrão de paralisia cerebral em crianças iraquianas. Clínicas MedLife (ISSN: 2689-5943) 2019 27 de agosto; 1 (1): 1-9. [Medtext Publications LLC].

19-Al-Mosawi AJ. The Pattern of Cerebral Palsy in Iraqi Children [O Padrão da Paralisia Cerebral em Crianças Iraquianas]. 1st ed., Saarbrücken; LAP Lambert Academic Publishing: 2019 (ISBN: 978-620-0-09427-8).

20-Al-Mosawi AJ. Livros de Aamir Jalal Al-Mosawi incluídos na lista dos Melhores Livros de Todos os Tempos da Bookauthority em 15 de dezembro de 2021. Doi: 10.13140/RG.2.2.12396.90240

21-Al-Mosawi AJ. Os melhores livros de medicina iraquianos de todos os tempos: History of medicine. LAP LAMBERT Academic Publishing: 2023-07-23 (ISBN: 978-620-6-75283-7).

22-Al-Mosawi AJ. Novas terapias para o tratamento da paralisia cerebral espástica. Revista médica de ensaios clínicos e estudos de caso (ISSN: 2578-4838) 2019 março 27; 3 (2): 1-9. EUA. Doi: 10.23880/mjccs-16000209.

23-Al-Mosawi AJ. New therapies for the treatment of spastic cerebral palsy.1st ed., Saarbrücken; LAP Lambert Academic Publishing: 2019 (ISBN: 978-620-0-00321-8).

24-Al-Mosawi AJ. Os 22 melhores livros sobre atrasos no desenvolvimento de todos os tempos da Bookauthorty. abril de 2022.Doi: 10.13140/RG.2.2.13700.40326.

25-Al-Mosawi AJ. Das Muster der zerebralen Lähmung bei irakischen Kindern (edição alemã). Verlag Unser Wissen :2022 (ISBN-13: 978-620-4-66415-6 , ISBN-10: 6204664158).

26-Al-Mosawi AJ. Структура церебрального паралича у иракских детей (edição russa). Sciencia Scripts :2022 (ISBN-13: 978-620-4-66420-0. ISBN-10: 6204664204).

27-Al-Mosawi AJ. O padrão de paralisia cerebral nas crianças iraquianas (Portuguese edition). Edições Nosso Conhecimento : 2022 (ISBN-13:978-620-4-66419-4, ISBN-10: 6204664190).

28-Al-Mosawi AJ. Il modello di paralisi cerebrale nei bambini iracheni (edição italiana). Edizioni Sapienza : 2022 (ISBN-13: 978-620-4-66418-7, ISBN-10: 6204664182).

29-Al-Mosawi AJ. El patrón de la parálisis cerebral en los niños iraquíes (edição espanhola). Ediciones Nuestro Conocimiento : 2022-04-28 (ISBN-13: 978-620-4-66416-3, ISBN-10: 6204664166).
30-Al-Mosawi AJ.L'évolution de la paralysie cérébrale chez les enfants irakiens (edição francesa). Editions Notre Savoir : 2022 (ISBN-13: 978-620-4-66417-0, ISBN-10: 6204664174).

31-Al-Mosawi AJ. Nouvelles thérapies pour le traitement de l'infirmité motrice cérébrale spastique : Neurologie pédiatrique (French édition). Editions Notre Savoir : 2022 (ISBN-13:978-620-4-51299-0, ISBN-10: 6204 512994).

32-Al-Mosawi AJ. Neue Therapien zur Behandlung der spastischen Zerebralparese: Pädiatrische Neurologie (edição alemã). Verlag Unser Wissen : 2022 (ISBN-13: 978-620-4-51297-6, ISBN-10: 6204512978).

33-Al-Mosawi AJ. Nuevas terapias para el tratamiento de la parálisis cerebral espástica. Neurología pediátrica (edição espanhola). Ediciones Nuestro Conocimiento: 2022 (ISBN-13: 978-620-4-51298-3, ISBN-10: 62 045129 86).

34-Al-Mosawi AJ. Nuove terapie per il trattamento della paralisi cerebrale spastica: Neurologia pediatrica (edição italiana). Edizioni Sapienza: 2022 (ISBN-13: 978-620-4-51300-3, ISBN-10: 6204513001).

35-Al-Mosawi AJ. Novas terapias para o tratamento da paralisia cerebral espástica: Neurologia pediátrica (edição portuguesa). Edições Nosso Conhecimento: 2022 (ISBN-13: 978-620-4-51301-0, ISBN-10: 620451301 X).

36-Al-Mosawi AJ. Новые методы лечения спастического церебрального паралича : Педиатрическая неврология (edição russa). Sciencia Scripts: 2022 (ISBN-13: 978-620-4-51302-7, ISBN-10: 6204513028).

37--Al-Mosawi AJ. Paralisia cerebral: Uma experiência ilustrada única. Crónicas de Investigação Médica (ISSN: 2394-3971) 2020; 7(4): 2017-239. Doi: 10.268 38/MEDRECH.2020.7.4.441.

38-Al-Mosawi AJ. A experiência com o uso de decanoato de nandrolona e piritinol em crianças com paralisia cerebral. Revista de acesso aberto de ciência e pesquisa biogenérica (ISSN: 2692-1081) 2020; 2 (3): 1-3 Doi: 10.46718 / JBGSR.2020.01.00005.

39-Al-Mosawi AJ. Porencefalia Congénita de Comunicação Externa Apresentando-se como Paralisia Cerebral Hemiplégica: Estudo de imagem de uma condição rara. SunKrist Journal of Neonatology and Pediatrics 2021; 3 (1): 1-4. Doi: 10.5281/zenodo.4515510.

40-Al-Mosawi AJ. Kernicterus: A ocorrência contínua de uma condição neurológica incapacitante crónica evitável. Jornal de Imagens Clínicas e Relatórios de Casos Médicos 2021 Jan, 20; 2 (1): 1-4. Doi: 10. 5281zenodo.445939 6.

41-Al-Mosawi AJ. Novas terapias para o tratamento da paralisia cerebral atáxica causada por kernicterus. EC Clinical and Medical Case Reports 18 de março de 2020; 3(4): 26-31. Doi: 10.5281/zenodo.3892208.

42-Al-Mosawi AJ. Distrofia Muscular Miotónica Congénita: O Papel Diagnóstico do Estudo de Condução Nervosa e da Eletromiografia de Agulha. Jornal canadense de pesquisa e tecnologia biomédica (ISSN: 2582-3663) 2020 21 de janeiro; 2 (4): 1-3.

43-19-Al-Mosawi AJ. Doença de Huntington na Infância: Jornal de Neuropsiquiatria e Distúrbios Neurológicos 2020; 1:1-2. Data de publicação: 06 de fevereiro de 2020. Doi: 10.5281/zenodo.3878497.

44-Al-Mosawi AJ. Doença de Seeligmüller Strümpell Philip na Infância: O primeiro caso no Iraque e uma revisão da documentação histórica inicial da doença na literatura. Asploro Journal of Pediatrics Child Health 2020 Sept 30; 2(2):52-55.Doi: 10.36502/2020/asjpch.6157.

45-Al-Mosawi AJ. Paralisia Facial Idiopática de Van Der Wiel-Friedreich: Um caso e uma breve revisão da documentação inicial do distúrbio na literatura médica. Jornal Online de Neurologia e Distúrbios Cerebrais (ISSN: 2637-6628) 2020 30 de outubro; 4 (5): 386-388. Doi: 10.32474/OJNBD. 2020.0 4.000196.

46-Al-Mosawi AJ. Uma rapariga do Qatar com paralisia cerebral adquirida pós-infantil causada por lesão por submersão: Uma Etiologia Rara e um Desafio Terapêutico. Pesquisa Clínica e Ensaios Clínicos (ISSN: 2693-4779) 07 de janeiro de 2022; 5 (1): 1-4. Doi:10.31579/2693-4779/073

47-Al-Mosawi AJ. Um rapaz indiano com paralisia cerebral adquirida pós-infantil causada por lesão por submersão: Uma etiologia rara e um desafio terapêutico. Relatos de caso e práticas de pesquisa em MEDICINA (ISSN: 2771-4845) 9 de março de 2022; 2 (1): 41-44. Doi: 10.5281/zenodo.6334880.

48-Al-Mosawi AJ. O tratamento inicial de uma menina do Texas com paralisia cerebral adquirida pós-infantil causada por lesão por submersão. Jornal de Pediatria e Medicina Neonatal (ISSN: 2694-5983) 23 de abril, 2022 (4): 1:1-4. Doi: 10.36266/JPNM/156.

49-Al-Mosawi AJ. Uma menina do Canadá com paralisia cerebral grave associada a hidrocefalia e mutação do gene do substrato de interação da quinase D de 220-KDa (KIDINS220): uma nova síndrome com achados de imagem cerebral exclusivos e um desafio terapêutico. Jornal de Pesquisa Clínica em Radiologia (ISSN: 2639-913X) 2021; 4 (1): 22-25. Doi: 10.333 09/2639-913X.040105.

50-Al-Mosawi AJ. O tratamento precoce de um menino da Virgínia com paralisia cerebral atáxica. Jornal de Pediatria e Saúde Infantil 2021 22 de maio; 2 (4): 1-5. Doi: 10.5281/zenodo.4777413.

51-Al-Mosawi AJ. Novas terapias médicas para o tratamento da mielomeningocele. Revista de acesso aberto à medicina cirúrgica (ISSN: 2578-0379) 2019 22 de julho; 2 (4): 1-4. Doi: 10.31031/SMOAJ.2019.02.000549

52-Al-Mosawi AJ. O novo uso de cerebrolysin e citicoline no tratamento de kernicterus. Jornal Online de Neurologia e Distúrbios Cerebrais (ISSN: 2637-6628) 2019 6 de agosto; 3 (1): 208-212. Doi: 10.32474/OJNBD.2 019.03.000151.

53-Al-Mosawi AJ. Síndrome de Semmola-Meryon-Duchenne: possível papel terapêutico dos suplementos nutricionais. Jornal Aberto de Nutrição e Ciências Alimentares 13 de dezembro de 2019; 1 (1): 1-5.Doi: 10.5281 / zenodo. 4005530.

54-Al-Mosawi AJ. O uso de piracetam e cerebrolysin no tratamento da agenesia do corpo caloso com colpocefalia. Relatórios de casos clínicos e médicos da CE Jan 2020; 3 (1): 01-05. Doi: 10.5281/zenodo.3892231.

55-Al-Mosawi AJ. O uso de cerebrolysin na síndrome pediátrica de Wohlfart Kugelberg Welander. MOJ Clinical & Medical Case Reports (e-ISSN: 2381-179X) 2020 fevereiro 11; 10(1):20-23.Doi: 10.15406/mojcr.2020.10.00335.

56-Al-Mosawi AJ. O Tratamento de uma Criança com Atrofia Cerebral Induzida por Asfixia de Nascimento, Hemorragia Adrenal e Nefrocalcinose Hiperoxalúrica Bi-lateral: Um caso desafiador e uma experiência única. Jornal de acesso aberto de ciência e pesquisa biogenérica (ISSN: 2692-1081) 29 de junho de 2020; 2 (2): 1-6. Doi: 10.5281/zenodo.5069460.

57-Al-Mosawi AJ. O uso de cerebrolysin na doença pediátrica do dente de Charcot Marie. Jornal de pesquisa e terapia neurológica (ISSN: 2470-5020) 20 de fevereiro de 2020; 3 (2): 17-21. Doi: 10.14302/issn.2470-5020.jnrt-20-3226.

58-Al-Mosawi AJ. O uso de citicolina em neurologia pediátrica e psiquiatria pediátrica. Austin Pediatrics (ISSN: 2381-8999) 2019 29 de novembro; 6(1): 1071-1072. Doi: 10.5281/zenodo.6387658.

59-Al-Mosawi AJ. Usos recentes de Piracetam em Neurologia Pediátrica. SunKrist Neurology, Neurosurgery and Stroke Journal 06 de maio de 2020; 2 (1): 1002 (1-5).Doi: 10.46940/snnsj.02.1002 Doi: 10.5281/zenodo.3887478.

60-Al-Mosawi AJ. Fenótipo da síndrome óculo-cérebro-renal em quatro crianças iraquianas. Journal of Pediatric Neurology (p-1304-2580, e-ISSN: 1875-9041) 2007; 5 (1):75-78. Doi.org/10.1055/s-0035-1557356.

61-Al-Mosawi AJ. Síndrome de Lennox-Gastaut na infância, orelhas baixas, criptorquidia unilateral: Uma nova variante. Jornal de Imagens Clínicas e Relatórios 29 de março de 2022; 1(1):1-6. Doi: 10.47363/JCIR/2022 (1)102.

62-Al-Mosawi AJ. Paralisia Cerebral e Autismo Associados a Hiperintensidade da Matéria Branca Periventricular em Imagens de Ressonância Magnética Cerebral: Uma nova perturbação e o seu tratamento. MedPress Psychiatry and Behavioral Sciences 30-09-2022; 1(1):1-4 [mppbs-202209007]. Doi: 10.52 81/zenodo.7181688.

63-Al-Mosawi AJ. Retardo mental, hiperintensidade da substância branca periventricular na ressonância magnética cerebral, retinite pigmentosa, atrofia ótica: Uma nova síndrome genética. Revista Internacional de Estudos de Pesquisa em Ciências Médicas e da Saúde (ISSN: 2456-6373) 2020 junho; 5 (6): 01-05.

64-Al-Mosawi AJ. Dermatomiosite Complicada por Calcinose: Chaves para o desafio terapêutico. Relatórios de casos clínicos e médicos da CE 22 de maio de 2020; 3 (6): 97-102 Doi: 10.5281/zenodo.3892222.

65-Al-Mosawi AJ.Uma rapariga dismórfica com acrocefalia, convulsões, dedos longos e fusiformes e manchas vermelho-cereja: Uma nova associação? Minerva Oftalmologica 2010 junho; 52(2):63-64.

66-Al Mosawi, A J. Síndrome de Adams Oliver com evidência de calcificações periventriculares na tomografia computadorizada do cérebro. Jornal de Pesquisa e Revisão de Cuidados Médicos (ISSN: 2589-8949/2589-8930) 2019 20 de outubro; 2 (10), 224-227.

67-Al-Mosawi AJ. A síndrome de paralisia facial congénita e anotia unilateral. Pesquisa Clínica e Ensaios (ISSN: 2059-0377) 2019 14 de novembro; Volume 5: 1-2. Doi: 10.15761/CRT.1000284.

68-Al-Mosawi AJ. Síndrome de Noonan com evidência de tomografia computadorizada de atrofia cerebral e ventriculomegalia. Jornal de Pesquisa Clínica e Relatórios 2019 10 de dezembro; 1 (1): 1-3. Doi: 10.31579/JCRR/2019/003

69-Al-Mosawi AJ. O 58th Caso da Síndrome de Toriello-Carey: A Associação com Colpocefalia na Imagem de Ressonância Magnética do Cérebro e Tomografia Computadorizada. Jornal de Pesquisa Clínica em Radiologia (ISSN: 2639-913X) 2019 Abr 20; 2 (2): 1-4.

70-Al-Mosawi AJ. Síndrome de Dandy walker com apresentação incomum e sinal radiológico incomum no Ct-Scan. Revista Internacional de Ciências da Radiologia (ISSN on-line: 2664-9829, ISSN impresso: 2664-9810) 2019 5 de maio; 1 (1): 15-17.Doi: 10.1001/archpedi.1914.02180010416002.

71-Al-Mosawi AJ. Atraso psicomotor, orelhas pouco abertas, retrognatia, dismorfismo facial e esquizencefalia: A New Dysmorphic Syndrome. J Pesquisa Clínica e Relatórios (ISSN: 2690-1919) 5 de fevereiro de 2020; 2 (3): 1-2. Doi:10.31579/2690-1919/021.

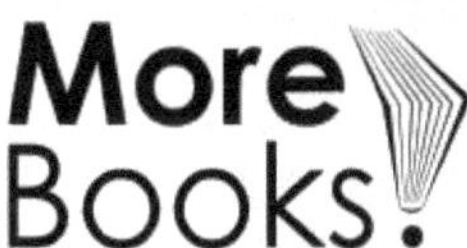

More
Books!

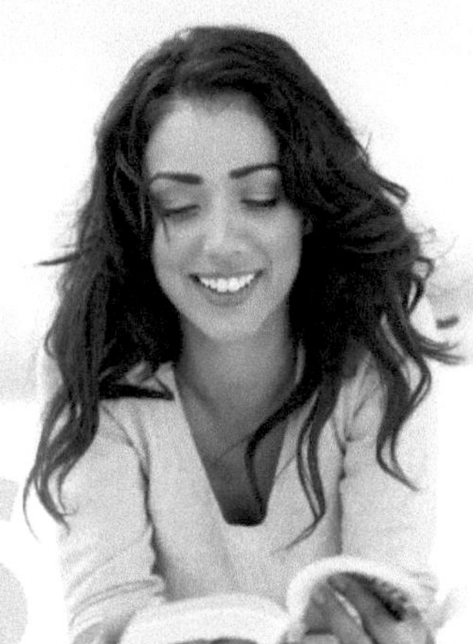

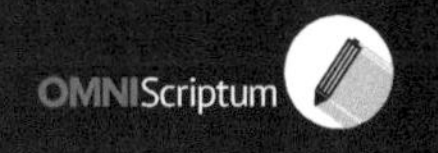

info@omniscriptum.com
www.omniscriptum.com
OMNIScriptum

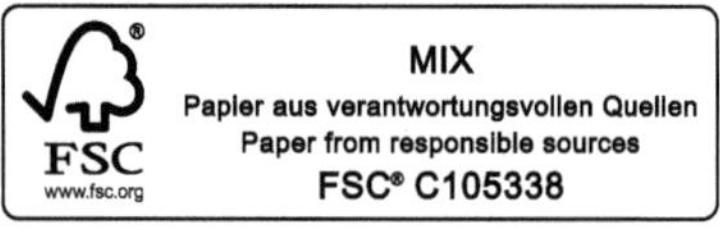

Printed by Books on Demand GmbH, Norderstedt / Germany